AF343175

QUELQUES RÉFLEXIONS

A PROPOS

DU SECRET MÉDICAL

DANS LA QUESTION DU MARIAGE.

Lettre à M. le Docteur CAFFE,

Propriétaire-Rédacteur en Chef
du *Journal des Connaissances médicales et pharmaceutiques*,
ancien interne des hôpitaux,
ancien Chef de clinique de l'Hôtel-Dieu de Paris,
ancien Président de la Société médicale d'émulation
et de la Société de médecine du 8ᵉ arrondissement de Paris,
Membre de la Société anatomique, etc.,
Chevalier de la Légion-d'honneur,
de l'Ordre impérial du Christ du Brésil, Officier de l'Ordre civil
et militaire des SS. Maurice et Lazare, etc.

PAR

J.-P. ABEL JEANDET,

MÉDECIN CANTONAL A VERDUN-SUR-SAÔNE-ET-DOUBS
(Saône-et-Loire),

Bachelier ès-lettres et ès-sciences, ancien Élève à l'hospice de la
Salpétrière de Paris, Lauréat (méd. d'or) de l'Académie des
Sciences, Arts, Belles Lettres et d'agriculture de Mâcon,
membre correspondant de celle de Dijon, de la Société
des Antiquités de la Côte-d'Or, de la Société
d'Histoire, d'Archéologie et de Littérature
de l'arrondissement de Beaune, de la
Société des Sciences Historiques et
Naturelles de l'Yonne, de la
Société académique de
l'Aube, etc., etc.

PARIS

MÉQUIGNON-MARVIS, ÉDITEUR,

88, Boulevard Saint-Germain,

Vis-à-vis du Jardin du Musée de Cluny.

1863

QUELQUES RÉFLEXIONS

A PROPOS DU

SECRET MÉDICAL DANS LA QUESTION DU MARIAGE [1]

Lettre à M. le Docteur Caffe.

Très-honoré confrère et cher maître,

Ne serait-ce pas trop d'outrecuidance à un pauvre diable de médecin de campagne, puant le provincial d'une lieue, tout couvert de la sueur, de la boue et de la rouille qu'il amasse dans la pratique de sa NOBLE profession, de venir mêler sa parole inculte et embarrassée au débat que soulève la question relative à la *conduite à tenir par les médecins consultés sur*

---

(1) M. Abel Jeandet, l'auteur couronné des remarquables études sur le 16ᵉ siècle (Pontus de Thiard), le promoteur des bibliothèques communales, le fonctionnaire municipal de la ville de Verdun, a le droit d'apporter à nos lecteurs le contingent de ses réflexions dans une question aussi grave.　　　　(*Note de la Rédaction.*)

la santé d'un client à l'occasion d'un mariage?
(Voir le *Journal des Connaissances médicales et pharmaceutiques* des 10 décembre 1862, 30 janvier et 10 février 1863.)

La part active que vous avez prise à cette discussion, comme rapporteur de la Société médicale du 8ᵉ arrondissement de Paris, m'y attache encore davantage, et le nom de maître dont je me plais à vous appeler, le titre d'ami dont vous voulez bien m'honorer, me donnent la hardiesse de venir vous faire part publiquement de mes réflexions. Quelques grains de gros bon sens élaborés *sub dio*, à travers champs, jetés au milieu des ripostes étincelantes des médecins poëtes et citadins, tempèreront un peu l'entraînement des champions. D'ailleurs, le sujet est assez important pour que chacun s'en occupe dans les limites de sa capacité intellectuelle, de sa compétence et de son mandat légal.

Je n'ai pas encore abordé la question en litige, et déjà, dans ce dernier membre de phrase, je crois avoir indiqué les bases sur lesquelles doivent reposer sa véritable solution : *capacité intellectuelle, compétence* et *mandat légal* de ceux qui cherchent cette solution. Sous le rapport de la capacité intellectuelle et de la compétence, personne ne peut révoquer en doute les droits imprescriptibles des médecins ; mais au point de vue du mandat légal, ils n'ont pas plus mission de trancher cette question que les chiffonniers ou les décrotteurs.

Ainsi, le médecin est placé dans cette cruelle position : d'un côté, il entend à chaque instant la science à laquelle il s'est voué et la voix de sa conscience lui crier : « Accomplis » ta mission humanitaire et sociale, éclaire » tes semblables, sauvegarde-les contre leur » propre aveuglement : c'est ton devoir ; » de l'autre, il se trouve face à face avec une loi qui lui dit, selon son bon plaisir, tantôt : « Tais-toi (1), » tantôt : « Parle (2) ; m'obéir » est ton devoir. »

A qui imputer ce contre-sens, ce déplorable antagonisme entre la loi morale et la loi écrite ?

Un peu à tout le monde. A l'imbécillité humaine, à l'intolérance religieuse et politique (1666-ventôse an XI), au *corps* médical, enfin aux législateurs qui se sont mépris sur le véritable rôle du médecin dans la société.

Du moment où la loi moderne, l'ignorance des masses, l'aveuglement des classes dites

______

(1) Code pénal, art. 378.

(2) Edits de décembre 1666 et de novembre 1788, confirmés par ordonnance du 17 ventôse an IX.

instruites, la faiblesse et l'état pathologique du *corps médical* ont fait perdre aux médecins le rang, la considération et l'influence que la religion, la poésie antique, la saine philosophie et la science leur avaient assignés, convient-il à ceux d'entre nous, qui ont la prétention d'être des hommes sérieux et qui prennent à cœur la dignité de notre profession, de perdre leur temps dans des discussions stériles, puisqu'il n'en peut naître que des décisions contradictoires, partant sans force, sans effet, sans autorité sur le *corps médical*.

Voyez plutôt, très-digne confrère, la divergence des opinions qui surgissent au milieu des organes de la presse médicale ou des Sociétés de médecine au sujet du secret médical. *Tot capita, tot sensus*. De solutions pratiques, vous n'en trouvez point; et en eussiez-vous les mains pleines, vous manqueriez des moyens d'en faire profiter vos semblables.

Vous-même, très-savant confrère et ami, si habitué à traiter toutes les hautes questions de dignité professionnelle que vous servez et rehaussez par vos actes autant que par votre plume vous êtes réduit, dans le débat qui nous occupe, à invoquer une loi qui comprime les élans généreux de votre cœur d'homme et de médecin et à laisser aux pauvres d'esprit, aux aveugles et aux infirmes, aux futurs époux et à leurs parents le soin de recourir aux lumières et aux conseils du médecin ! Je trouve, à la vérité, les éléments d'une bonne solution dans la consultation médicale que vous proposez pour constater l'état sanitaire et les vices rédhibitoires des futurs (1); mais qui provoquera cette consultation? comment sera-t-elle composée? quelle peine sera infligée à ceux qui la refuseront? qui rendra ses arrêts exécutoires?

Compterez-vous sur la puissance de la morale, sur une prévoyante sollicitude pour la santé des générations à venir, sur l'amour de la patrie, sur la religion du foyer domestique? Hélas! cher maître et digne confrère, vous le savez comme moi, ces mots exhumés des vocabulaires des temps héroïques n'ont point de sens pour l'immense majorité des parties contractantes des marchés matrimoniaux. Il faut donc une loi, UNE LOI NOUVELLE, abrogeant toutes les autres dans l'espèce ; nous y reviendrons tout à l'heure.

Du grenier, que nos vingt ans meublaient d'illusions, nous sommes tombés dans les

---

(1) M. le docteur Ricord, le médecin de France et de Navarre, le plus souvent consulté à l'occasion d'un mariage, renvoie toujours ses clients ex-syphilitiques à une consultation de plusieurs médecins.

(*Union médicale.*)

réalités de la vie. Après les douceurs de l'étude de l'art médical, après les satisfactions de la science, sont venus, pour nous, les déboires et les tristesses de la pratique.

Profitons de ces épreuves pour y retremper notre foi et notre courage, pour nous pénétrer de nos devoirs, afin de pouvoir revendiquer hautement nos droits méconnus. Laissons donc le cothurne que chaussent quelques-uns de nos ardents confrères, et n'enfourchons point Rossinante, à l'exemple de quelques autres plus exaltés. Pour tracer notre sillon ne mettons pas la charrue devant les bœufs. Tâtons-nous le pouls ; dressons notre statistique morale et numérique ; constatons le rôle infime que la loi nous accorde comme corps savant ; le rang subalterne qu'elle nous assigne comme profession libérale par la patente ; le prix qu'elle attache à nos services par le tarif de nos honoraires, en matière de justice et par leur prescription annuelle. Ayons le courage de nous dire, entre nous, en famille, dans nos journaux et nos sociétés médicales, quelques bonnes vérités du genre de celles-ci :

Les individus qui, en France, exercent légalement la médecine, ne forment pas un corps ; ce qu'on désigne, improprement, sous la dénomination de *corps médical*, est un assemblage hétérogène d'êtres organisés, vivant..... tant bien que mal, soit de la vie animale, soit de la vie de relation ; sensibles... plus ou moins... à l'honneur de la profession, enfin, privés d'un centre commun scientifique et administratif, qui seul peut lui donner l'unité, la force et la liberté d'initiative dont il a besoin pour l'accomplissement de sa mission humanitaire et quasi divine.

Après avoir fait notre profit du ΓΝΩΘΙ ΣΕΑΥΤΟΝ des anciens philosophes, appliquons-nous l'adage MEDICE CURA TE IPSUM, et recourons aux grands remèdes. *Non verbis sed factis.* Plus de demi-moyens. Faisons justice de ces prétendues associations médicales, impuissants palliatifs contre des maux que nous devons guérir. Mettons la coignée au pied de l'arbre qui porte plus de mauvais fruits que de bons : législation, facultés, écoles secondaires, touchons à tout. Gardiens naturels du plus précieux trésor social, LA SANTÉ PUBLIQUE, montrons-nous dignes de ce sacerdoce en nous imposant des devoirs rigoureux. Rédigeons nous-mêmes un nouveau Codex professionnel dont nous poursuivrons, toutes affaires cessantes, la sanction et la législation auprès du gouvernement. Nos pères ne procédaient pas autrement; toutes les anciennes ordonnances royales, tous les arrêts

des parlements faisant loi pour l'exercice de
la médecine furent rendus et rédigés sur leurs
requêtes et d'après les mémoires qu'ils avaient
présentés. Ne reconnaissons qu'à la loi, faite
par nous, le droit de nous régenter et de nous
protéger.

Qui connaît nos besoins ? Qui sait nos souf-
frances et nos labeurs ? Qui peut apprécier
nos sacrifices, calculer la valeur de nos services, juger de notre capacité et de notre
science, si ce n'est nous-mêmes ?

« Puisque les qualités sont connues, disait
le poète Piron, chez un gentilhomme sotte-
ment orgueilleux de son blason, je prends
mon rang, » puis il passa le premier.

Prenons notre rang, et passons les premiers.
Ainsi doivent faire, sous peine de félonie,
tous les médecins dignes de ce nom.

Une fois le corps médical français organisé,
épuré des demi-médecins, moralisé et rendu
UN pour tout l'empire, suivant vos propres
projets, très-honoré confrère, et ceux du docteur Labalbary ; une fois l'enseignement com-
plété par des chaires d'histoire et de philosophie médicales et clos dignement, non par un
serment théâtral, mais par un cours de médecine morale, initiant le jeune adepte aux
devoirs, aux exigences et aux délicatesses in-
finies de l'exercice de sa profession ; alors, le

médecin, véritable magistrat, ministre de la science, aura une mission sociale à remplir.

L'Université de médecine de France renseignée, vivifiée incessamment par ses relations avec toutes les Académies nationales de médecine, espèces de commissions permanentes mises d'rectement en rapport, au moyen d'un bulletin bi-mensuel et gratuit, avec tou: les confrères de l'empire, ses membres correspondants de droit, l'Université de médecine de France, disons-nous, investie par la loi du soin d'élucider toutes les grandes questions relatives à l'hygiène sociale, devra compléter la législation si insuffisante du mariage civil et déterminer le mode de composition et les attributions du *jury conjugal*, sans l'avis duquel aucune publication de mariage ne pourrait être faite (1).

Tout ce qui précède semblera étrange, impraticable à quelques routiniers, mais rien ne

____

(1) « Au sang qui peut se transmettre généreux et » pur, ne laissons pas se mêler le venin… Pour » que le mariage soit saint, pour qu'il soit paisible, » pour qu'il soit prospère, ne mêlez pas la mala- » die avec la santé… Un article dans le Code de- » vient donc indispensable. »

(Trélat, ancien ministre de l'instruction publique et des cultes, *De la Folie lucide* , 1 vol. in-8°, 1861.

vous paraîtra plus facile. j'en suis certain, à vous, cher et savant maître. qui aimez les réformes radicales. Je vous livre donc ces idées un peu vagues, telles qu'elles sont sorties de mon cerveau. Quelques-unes vous appartiennent. car à vous revient l'honneur de les avoir émises le premier.

« Que faut-il aujourd'hui ? dites-vous avec
» raison ; diminuer le nombre des rabougris,
» des tuberculeux, des aliénés, des syphili-
» tiques, des scrofuleux, des épileptiques, etc.,
» dont les familles regorgent en France.. »

Oui, les mariages à la mode peuplent nos cités de rejetons tarés et hideux ; bientôt nos campagnes en seront infestées. La médecine, qui seule peut découvrir et neutraliser le mal dans sa source, est réduite à une honteuse et funeste impuissance ; affranchissons-la. tel est notre premier devoir. Il y a péril en la demeure, péril pour la science, péril pour la société. Voilà pourquoi votre cri d'alarme m'a ému jusqu'au fond de ma retraite ; j'y ai répondu aussitôt de toute la force de mes poumons ; puissiez-vous prêter à ma faible voix l'écho de votre indépendant organe, toujours sympathique pour ceux qui parlent en faveur de la science, de l'humanité, du progrès et de la liberté.

Veuillez croire, très-honorable confrère et très cher maître, à la durée autant qu'à la sincérité des sentiments de haute estime et de vive affection de votre tout dévoué,

ABEL JEANDET.

Verdun-sur-Saône-et-Doubs (Saône-et-Loire), ce 16 février 1863.

Paris. — Imprimerie de E. Brière, rue Saint-Honoré, 257.